CONTRIBUTION A L'ÉTUDE

DES

CAVERNES MUETTES

PAR

LE Dr CHARLES ROY

LYON

A. REY, IMPRIMEUR DE LA FACULTÉ DE MÉDECINE

4, RUE GENTIL, 4

1895

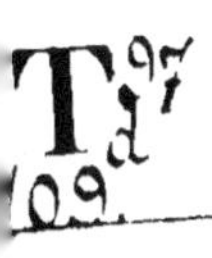

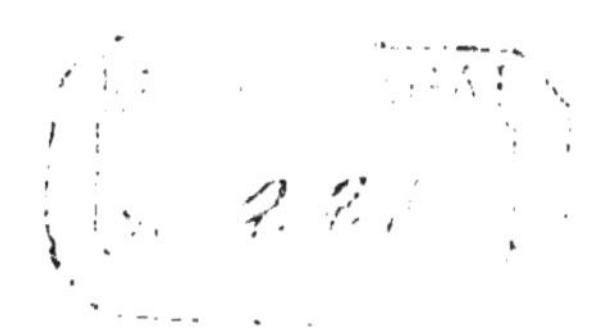

CONTRIBUTION A L'ÉTUDE

DES

CAVERNES MUETTES

INTRODUCTION

Laënnec en publiant les deux éditions de son immortel ouvrage a toujours eu en vue de résoudre un problème exclusivement basé sur l'anatomie pathologique. Etant données les lésions des organes respiratoires, en indiquer et décrire les signes stéthoscopiques : tel a été l'objet de ses recherches.

Dans sa première édition en 1819, il fait savoir, dans sa préface, que l'objet principal de son ouvrage est de faire connaître le parti que l'on peut tirer de l'auscultation pour distinguer les diverses lésions du poumon. Dans sa seconde édition, quelques années plus tard, il envisage l'auscultation de la même manière ; seulement il y traite en plus du diagnostic et du traitement des maladies des organes respiratoires.

Ainsi, pour Laënnec, chaque signe constaté correspondait à une lésion particulière qui de son côté devait se révéler à l'observation par le signe indiqué.

Cette manière de voir a été généralement adoptée en France et c'est avec raison, si l'on tient compte du but le plus général de l'auscultation, car un signe physique normal doit annoncer une modification matérielle insolite dans la partie qui est le siège de ce signe. Cependant, si la production des bruits respiratoires anormaux ne peut se comprendre sans une modification matérielle des organes, elle n'implique pas d'une manière absolue la nécessité d'une lésion anatomique de la substance du poumon, comme le croyait Laënnec. Il y a en effet d'autres causes matérielles de ces bruits que la lésion elle-même.

Ce qui met hors de doute que la corrélation nécessaire immédiate de la lésion et du signe n'est pas constante, c'est ce que nous voyons assez souvent se passer sous nos yeux : tantôt nous rencontrons des lésions graves, comme des cavernes tuberculeuses, ne donnant lieu à aucun signe physique caractéristique pendant la vie; tantôt au contraire, ce sont les signes de cavernes pulmonaires que l'on perçoit pendant la vie chez des malades n'offrant, après la mort, aucune trace de cette lésion ; enfin on rencontre certains signes d'auscultation avec des caractères identiques chez un grand nombre de sujets, bien qu'ils soient affectés d'états pathologiques bien différents.

Toutes ces anomalies apparentes sont soumises à des règles, à des principes, qu'il s'agit de rechercher. Pour cela il faut aller au delà de certaines particularités anatomiques qui ont dans les cas que nous étudions une certaine valeur, mais une valeur secondaire, et qui ont seules attiré l'attention dans le petit nombre de travaux particuliers qui ont eu pour objet les anomalies d'auscultation.

C'est en effet en tenant compte des conditions organiques

et physiques signalées par Woillez, par Germain Sée, par un petit nombre d'auteurs étrangers, les Allemands principalement, que l'on parvient à expliquer d'une manière satisfaisante certains bruits anormaux d'auscultation pulmonaire. Cette manière de voir permet de faire la part de la connexité réelle des signes et des lésions dans certains faits qui se présentent assez fréquemment pour provoquer l'intérêt des cliniciens.

Nous n'avons pas évidemment l'intention de faire dans un travail d'ensemble l'étude des anomalies d'auscultation en général ; ce qui demanderait une grande expérience et de nombreuses observations à l'appui des faits. Nous avons l'intention de réduire notre sujet de thèse aux termes plus modestes de cette proposition : étude de l'absence des signes d'auscultation, correspondant à des lésions graves du poumon, et en particulier des cavernes, chez les phtisiques arrivés à la dernière période de leur maladie.

Ce sujet nous a été inspiré par M. Devic, professeur agrégé, à qui nous conserverons une vive reconnaissance, autant pour sa bienveillance extrême que pour les conseils éclairés qui ont facilité notre tâche. Nous lui sommes également redevables des deux premières observations, qu'il a bien voulu nous communiquer.

M. le professeur Teissier a accepté de présider notre thèse : qu'il nous permette de le remercier sincèrement de l'honneur qu'il nous fait.

C'est aussi un devoir à la fin de nos études d'exprimer notre gratitude à tous nos maîtres de la Faculté et des hôpitaux pour le bon accueil que nous en avons reçu dans beaucoup de circonstances. — Nous ne saurions oublier que nous avons passé deux excellentes années comme interne à l'hôpital de Bône (Algérie) et que nous avons rencontré dans nos chefs de service MM. Quintard, Silve, Pétrolacci et Boude, surtout des amis qui nous ont guidé de leur expérience.

CONTRIBUTION A L'ÉTUDE

DES

CAVERNES MUETTES

I

Exposé et interprétation des phénomènes stéthoscopiques

Si l'on considère que le nombre des phtisiques tuberculeux arrivés à la dernière période de leur maladie est très grand, que parfois l'on se contente de les ausculter rapidement et, pour ainsi dire, par acquit de conscience professionnelle, à cause de la banalité de lésions qui présentent un médiocre intérêt et pour le clinicien et pour le thérapeute, il est certain que l'on doit laisser passer inaperçu un phénomène stéthoscopique sur lequel nous désirons appeler l'attention, parce qu'il n'est pas de médecin qui ne l'ait observé, nous voulons parler des cavernes ne se révélant à l'auscultation par aucun des signes classiques ou du moins par des signes insuffisants, des cavernes muettes, comme les a appelées M. Grancher. Si l'on y prend garde, il y aura lieu, en effet, de s'étonner en présence de tuberculeux très cachectiques, très affaiblis, de ne pas découvrir des signes correspondant à des lésions certainement très avancées dont les plus communes sont les cavernes ; ce serait mal raisonner évidemment que de conclure, en pareil cas, de l'absence du signe stéthoscopique à l'absence d'une lésion absolument banale dans le cours de la phtisie pulmonaire chronique et surtout à la fin de son évolution. Dans ces cas, il sera nécessaire d'avoir une idée préconçue, pour assurer le diagnostic de cavernes pulmonaires et l'établir d'après d'autres signes que ceux donnés à l'auscultation, nous voulons parler des signes fournis par la palpation, par la percussion, par l'auscultation elle-même pratiquée un peu différemment et très attentivement, en s'aidant des renseignements donnés par les antécédents, par la marche de la maladie, par la connaissance de cas analogues. Nous verrons en effet dans les observations que nous publions, dans quelles conditions se produit le phénomène stéthoscopique, quelle interprétation on peut en donner, comment on peut arriver à le déceler durant la vie du malade. A notre étonnement, les auteurs français parlent peu des faits qui nous occupent et ils en donnent une explication qui peut paraître insuffisante, parce que les conditions des phénomènes stéthoscopiques sont étudiées un peu superficiellement, qu'elles ne sont pas données dans leur ensemble. Nous avons été obligés de sacrifier dans une certaine mesure aux idées allemandes qui donnent une grande importance aux conditions physiques dans lesquelles se trouve le poumon ; on sait en effet que les Allemands, avec trop d'exagération peut-être, ont fait de l'auscultation une science plutôt qu'un moyen d'investigation clinique, comme le veut l'école française où l'on ne tient compte que du but le plus général, sans voir dans l'auscultation un chapitre de physique pure. Il y a peut-être exagération de part et d'autre; aussi, pour ce qui nous concerne, sans négliger la clinique, nous ferons une courte échappée dans le domaine des théories physiques qui nous ont seules paru expliquer d'une façon exacte des phénomènes stéthoscopiques qui, au lieu de paraître des anomalies, rentreront dans la série des faits connus de la clinique courante.

Dans les cas dont nous nous occupons, il est absolument nécessaire, pour avoir une observation complète, que la nécropsie ait été faite; on établit ainsi d'une façon irréfutable la réalité du phénomène d'auscultation qu'on a pu contester au lit du malade. Quelquefois l'autopsie est faite par hasard comme dans les cas intéressants relatés dans nos deux premières observations; en effet, on néglige le plus souvent l'examen fait après la mort des lésions banales de la tuberculose pulmonaire commune. Dans nos cas, la cachexie profonde dans laquelle ont été apportés les malades dans la salle d'hôpital, sans qu'on puisse rien savoir des antécédents, a fait méconnaître même la tuberculose pulmonaire, en l'absence des signes stéthoscopiques et adopter le diagnostic provisoire de néoplasme gastrique, vu l'âge avancé des sujets. On eut raison de se méfier, et l'autopsie démontra des lésions tuberculeuses très avancées avec de nombreuses cavernes sans que l'auscultation eût rien révélé du vivant du malade.

Les autres observations que nous possédons sont plus caractéristiques en ce sens que le diagnostic a été fait, et les cavernes affirmées au lit du malade même, en l'absence de tout signe cavitaire : on ne pourra donc pas contester que les observations ont été mal prises et que l'autopsie a fait reconnaître des lésions méconnues par suite.

d'une auscultation rapide et incomplète, comme il arrive parfois quand on examine un de ces malades dont on trouve un si grand nombre. Ces observations ont été recueillies à l'hôpital Saint-Antoine et à l'hôpital Cochin de Paris et publiées dans les *Archives de médecine* par Woillez qui a attiré l'attention sur ces phénomènes stéthoscopiques en insistant sur les idées émises en Allemagne, en particulier, par Skoda.

On comprend combien il serait inutile de relater les faits nombreux semblables aux nôtres constatés pendant la vie des malades et que nous sommes obligés de négliger faute de preuve anatomique.

Nous avons préféré nous limiter à un petit nombre d'observations suivies des résultats de l'autopsie et en tirer un enseignement qui nous permette d'interpréter plus sûrement les faits en laissant aux théories assez nombreuses sur ce sujet une part restreinte. Malgré le petit nombre de cas bien observés où les résultats d'autopsie sont minutieusement consignés, nous espérons par cela-même tirer des conclusions qui auront une autorité peut-être suffisante pour établir dans leur ensemble les conditions nécessaires à la production des phénomènes stéthoscopiques.

Dans tous les cas que nous publions, le malade était arrivé, nous le répétons, aux dernières limites d'une tuberculisation pulmonaire à marche lente, accompagnée de marasme fébrile et d'un ensemble de symptômes bien connus donnant de très grandes probabilités de l'existence de cavernes anciennes dans les poumons malgré l'absence de signes d'auscultation indiquant cette lésion.

En relatant ces faits, nous appelons l'attention sur la

fausse sécurité que peut donner cette absence des signes classiques des cavernes tuberculeuses ; qu'on nous permette cette parenthèse avant d'aborder plus avant notre sujet ; il s'en faut en effet que ce signe, c'est-à-dire la présence sur un même point du sommet de matité avec augmentation des vibrations thoraciques, de pectoriloquie, de souffle caverneux et de gargouillement soient toujours réunis ; quelquefois l'un ou l'autre fait défaut ; quelquefois ils manquent tous à la fois après avoir été bien constatés et ne reparaissent plus ; l'état général est alors essentiel à considérer pour l'interprétation de cette absence de signes. En effet, cet état général reste très grave ou devient moins satisfaisant, ce qui n'aurait pas lieu si la disparition des signes caverneux annonçait une amélioration. Mais la clinique nous apprend sans erreur possible que les guérisons survenues dans une phtisie pulmonaire avancée, après diminution puis disparition des râles humides, laissent persister le souffle et la voix caverneuse, signes d'autant plus intenses au niveau de la caverne que le tissu pulmonaire environnant est en pareil cas induré par suite d'une pneumonie chronique.

Dans les cas qui vont suivre, il était difficile de s'illusionner sur l'état du malade, même en l'absence de signes indiquant des lésions graves. Voici en résumé ce que l'on entendait à l'auscultation : une respiration simplement affaiblie avec de l'expiration prolongée à l'un ou l'autre sommet ou aux deux sommets à la fois, précisément au niveau des parties où des cavernes plus ou moins vastes étaient constatées à l'autopsie ; seules les observations I et II ne relatent pas l'expiration prolongée ; peut-être a-t-on négligé de la noter. Chez trois malades (observ. I,

II et IV) il y avait de la submatité ; chez un seul (observ. V) il existait des râles sous-crépitants humides, peu volumineux, avec retentissement exagéré de la voix, mais sans pectoriloquie manifeste. Ces légers signes d'auscultation sont les seuls signes stéthoscopiques dans la plupart des cas rapportés par les observateurs, où l'on a soupçonné, sinon diagnostiqué, d'une façon ferme l'existence de cavernes pulmonaires, faute d'autopsie confirmant les données cliniques. Malgré cette lacune, nous pouvons rapprocher ces faits des nôtres en leur donnant une interprétation analogue ; ils prouvent du moins qu'il existe un grand nombre de cas semblables se rapportant probablement tous aux mêmes causes physiques et susceptibles d'une même explication.

Dans l'observation VI on constata d'abord des signes accentués de cavernes pulmonaires dans les deux poumons, surtout à droite, puis trois jours après l'entrée du malade à l'hôpital et jusqu'à la mort le souffle caverneux et le gargouillement disparurent et l'auscultation ne fit plus entendre qu'une respiration rude avec expiration prolongée.

Nous donnons, avant d'aller plus loin dans notre sujet, et en leur place les observations que nous possédons suivies des résultats d'autopsie ; ce sera la meilleure façon de procéder en fixant les idées.

Observation I

Tuberculose pulmonaire chronique arrivée à sa dernière période. — Cachexie et amaigrissement extrême. — Absence complète des signes cavitaires à l'auscultation. — Autopsie ; cavernes nombreuses occupant les deux sommets ; poumons farcis de tubercules en voie de ramollissement et de nodules crus.

La malade qui fait l'objet de cette observation et que l'on a pu voir cette année dans le service de M. Teissier, suppléé par M. Devic, au lit n° 33, était âgée de soixante-trois ans. Entrée le 23 février, très affaiblie, très cachectique, elle répondait très mal aux questions qu'on lui posait, tout en comprenant bien ce qu'on lui disait ; on ne put par conséquent obtenir de renseignements précis sur ses antécédents. Une de ses voisines raconta que cette femme vivait de mendicité, souffrant fréquemment de la faim, très exposée au froid, surtout l'hiver dernier. Elle aurait fait il y a huit ans, un séjour dans le service de M. Mollière, salle Saint-Paul, à la suite d'un traumatisme du membre supérieur et d'une monoplégie brachiale consécutive. Depuis cette époque, elle alla mendier de porte en porte.

Nous donnons textuellement l'observation prise au moment de sa seconde entrée à l'Hôtel-Dieu, on comprendra sans peine la difficulté qu'il y eut dans ce cas à porter un diagnostic ferme, et l'opinion qu'on dut se faire, faute d'une idée préconçue.

Depuis cinq mois, la malade s'est mise à maigrir et à souffrir surtout de l'estomac ; elle vomissait très fréquemment mais n'a jamais eu d'hématémèse : actuellement l'amaigrissement est extrême et l'aspect *absolument squelettique*.

L'examen des poumons donne une respiration faible sous les clavicules et en arrière, à la base des deux côtés en arrière une respiration plus forte. Il y a de la submatité mais peu marquée sous les deux clavicules. Les mouvements respiratoires sont calmes et réguliers. On n'a pas entendu tousser une seule fois la malade.

A l'estomac, on ne trouve ni météorisme, ni tumeur ; la palpation est difficile au niveau de l'épigastre. Il n'y a de ganglions ni au plis de l'aine, ni dans le creux sus-claviculaire.

Au cœur, la pointe est perceptible sur une large surface dans le cinquième espace ; son impulsion est assez forte, avec un frémissement douteux en tous cas systolique. A l'auscultation les deux bruits s'entendent et sont normaux à la base du cœur ; à la pointe on perçoit un souffle qui y a son maximum et se propage assez bien dans l'aisselle ; on ne l'entend pas derrière le dos et on le perd à la région xiphoïdienne. Il est systolique ou plutôt commence avec le systole mais persiste plus longtemps qu'elle sans empêcher de percevoir complètement le premier bruit.

On ne peut, vu l'état de faiblesse de la malade, ni faire suspen- la respiration, ni faire varier l'attitude du corps. Il n'y a ni souffle oculaire, ni pouls veineux ; les jugulaires externes ne sont même pas saillantes.

La décoloration des muqueuses est très marquée. Il n'y a pas d'œdème aux jambes ; l'athérome est peu prononcé ; le pouls est régulier et bat 120 pulsations à la minute.

Les pupilles sont égales, moyennement dilatées, réagissant bien à la lumière.

La langue est absolument sèche et rôtie. Quand on dit à la malade d'ouvrir la bouche, elle le fait incomptètement, en faisant des efforts pour vomir. On ne constate pas de muguet ; la voix est éteinte.

Tous les mouvements peuvent se faire, mais ils sont très limités à cause de la faiblesse extrême de la malade qui ne prend pour tout aliment que quelques gorgées de liquide : elle a vomi en plusieurs fois et s'est salie.

Il n'y a pas de diarrhée ; le ventre est resté souple sans météorisme jusqu'au bout. Le foie et la rate ne sont pas augmentés de volume.

Il y a des escarres étendues au sacrum.

L'urine ne contient ni albumine ni sucre.

La température a oscillé entre 38°,2 et 39°,2 ; la malade *est morte le sixième jour* après son admission à l'hôpital, le 28 février à 8 heures du soir.

Le diagnostic écrit en tête de l'observation était celui-ci :

Cachexie extrême sans œdème.

Néoplasme gastrique ? ?

Souffle inorganique de la pointe.

Escarres sacrées.

On n'eut pas le temps et l'occasion en suivant l'évolution de la maladie de porter un diagnostic plus ferme, relativement au néoplasme douteux de l'estomac.

L'autopsie fut faite le 2 mars, en voici le résultat :

Les poumons *sont farcis* de lésions tuberculeuses avancées ; la moitié supérieure est transformée en cavernes assez volumineuses, communiquant les unes avec les autres.

Plus bas ce sont des nodules de diverses grosseurs, séparés par des lésions d'hépatisation. Aux deux bases, il y a de la congestion. A la coupe il s'écoule un liquide peu aéré.

Les plèvres sont adhérentes dans toute la hauteur ; même en décollant la plèvre pariétale, on ne peut détacher tout à fait la partie supérieure du poumon droit.

Les ganglions trachéo-bronchiques sont volumineux, caséeux, noirâtres.

Le cœur pèse 190 grammes ; il n'y a pas de liquide dans le péricarde, point de taches laiteuses en aucun point.

L'appareil valvulaire et les orifices sont sains et suffisants, l'athérome aortique peu prononcé, les coronaires perméables.

Le myocarde a une consistance normale.

La rate pèse 50 grammes ; elle est assez ferme.

Les reins pèsent l'un 110 grammes, l'autre 120 et ne présentent de lésions macroscopiques ni du tissu ni de l'enveloppe.

Le foie pèse 800 grammes ; il est sain.

A l'estomac on ne constate aucune ulcération cicatrisée ni en voie d'état.

L'intestin ne présente pas non plus d'ulcérations.

Les ganglions mésentériques ne sont pas caséeux.

Observation II

Tuberculose ancienne des sommets, fibreuse, avec cavités. — Péritonite tuberculeuse généralisée, granulations très confluentes ; poussée récente pleuro-pulmonaire. — Ulcérations intestinales récentes.

Tel a été le diagnostic, fait après autopsie dans le cas présenté par la malade qui fait l'objet de l'observation II et que l'on a pu voir à l'hôpital de la Croix-Rousse, salle Sainte-Clotilde, au lit n° 10, au moment où M. Devic faisait le service. L'âge avancé de la malade, comme dans l'observation I, fit admettre l'hypothèse de néoplasme gastrique ; la mort venue très tôt, après six jours de séjour à l'hôpital, comme dans notre premier cas, ne permit pas un examen suivi en vue d'un diagnostic plus ferme.

La malade s'appelle Claudine G..., veuve O... ; elle a soixante dix-neuf ans et demeure à Lyon où elle est née ; elle exerçait autrefois la profession de tulliste. Elle a toujours eu une bonne santé jusqu'à sa maladie actuelle qui remonte au mois de janvier ; elle n'est entrée à l'hôpital que le 9 juin 1894. Depuis de nombreuses années elle ne travaillait plus, ayant quelques ressources; elle ne faisait que son ménage. Elle a eu cinq enfants tous à terme ; trois sont morts de maladie indéterminée. Sans avoir fait de maladie sérieuse, à ce que disent ses enfants, elle toussait et s'enrhumait facilement. Au mois de janvier dernier elle eut la grippe et depuis ce moment sa santé a décliné ; elle aurait craché abondamment pendant au moins deux mois, puis l'expectoration aurait à peu près complètement cessé. Elle n'a jamais eu d'hémoptysies. Elle commençait à se lever, lorsque, vers le milieu de mai, elle tomba en voulant monter dans son lit, mais elle n'eut ni vertige, ni perte de connaissance ; elle ne put se relever seule. Après deux heures on la remit dans son lit et depuis lors, elle est alitée.

Les jours qui suivirent sa chute, la malade remarqua de l'œdème des pieds et des mains. Actuellement cet œdème existe très localisé aux deux pieds et à la main droite. Sur les parois thoraciques le stéthoscope laisse une dépression.

L'amaigrissement est très prononcé et a commencé à se manifester seulement depuis deux mois, mais la malade n'a jamais eu beaucoup d'embonpoint; pour le moment elle est dans un état de cachexie extrême. C'est à peu près depuis deux mois également qu'elle a perdu l'appétit et réduit de plus en plus son alimentation. Elle n'a jamais eu de vomissements ; elle a présenté des alternatives de diarrhée et de constipation : quelquefois elle se plaignait de coliques, de douleurs abdominales et de faux besoins.

Pendant toute la durée du séjour à l'hôpital on n'a pas entendu tousser la malade une seule fois; il n'y a pas eu d'expectoration. La température prise pendant les trois premiers jours a été trouvée matin et soir normale.

L'urine examinée une fois a été trouvée légèrement albumineuse; elle a du reste été émise en très petite quantité. L'état de faiblesse de la malade qui a été sans cesse en croissant, était tel qu'on ne pouvait l'ausculter convenablement; elle prenait des lipothymies dès qu'on cherchait à l'asseoir.

Elle répondait à peine aux questions qu'on lui posait; elle ne présentait pourtant pas de traces de paralysie et la force était en rapport avec l'état d'émaciation de la malade qui était vraiment extraordinaire. Elle ne se plaignait jamais, ne parlait pas et ne faisait que prendre quelques gorgées de lait ou de vin. Elle n'a jamais eu de vomissements ni de constipation ; les selles sont rares mais spontanées.

La palpation de l'abdomen était très peu douloureuse mais difficile à cause du météorisme; on ne sentait ni le foie, ni la rate. Les ganglions axillaires, sus-claviculaires, inguinaux, n'étaient pas augmentés de volume. La langue était un peu sèche, mais sans autre altération.

La malade a succombé dans un état d'affaiblissement progressif. Elle a été auscultée deux fois sans qu'on ait jamais entendu de râles aux sommets, mais uniquement un murmure vésiculaire très affaibli, surtout aux sommets où l'on a trouvé de la submatité à la percussion.

Au cœur, on ne constate qu'un peu d'irrégularité surtout dans la force des battements plus que dans leur durée. Il n'y a pas de souffles.

Il n'y a pas d'escarre sacrée.

La malade est décédée le 15 juin 1894, après six jours de présence à l'hôpital.

Le diagnostic porté sur la feuille d'observation avant l'autopsie était : Cachexie extrême. Néoplasme gastrique??

Autopsie. — Ce qui frappe à l'ouverture du cadavre, c'est une éruption extrêmement abondante de petites granulations tuberculeuses qu'on trouve semées sur l'intestin et sur le péritoine pariétal et viscéral. Le grand épiploon est recoquillé et réduit à une corde de la hauteur de 2 centimètres; il est épais. Pas une cuillerée de liquide dans le petit bassin. La capsule surrénale gauche est en état de migration : on la trouve accolée à la grande courbure de l'estomac dans le grand épiploon. Mais il existe aussi une autre capsule surrénale gauche à sa place normale, ainsi qu'une droite physiologiquement placée.

L'éruption de granulations tuberculeuses existe jusque dans le petit bassin, tapissant la vessie et les organes génitaux.

Poumons. — Lésions anciennes du sommet, tant à droite qu'à gauche. Adhérences pleurales des deux côtés. Quelques nodules relativement récents mais à tendance fibreuse dans le poumon gauche. Pas de cavernes très volumineuses; aucune dans les parties correspondant à la région sous-claviculaire. Beaucoup d'œdème.

Cœur. — 215 grammes.

Intestin grêle. — Petites ulcérations arrondies, cupuliformes, souvent réunies deux à deux, non entourées de zone de congestion.

Pas d'adénopathie mésentérique.

Rien au pylore.

Foie. — 750 grammes, un peu gros. Vésicule sans calculs.

Reins. — Un peu gros ; poids, 115 grammes pour chacun.

Rate. — 70 grammes ; pas de tubercules.

Estomac et duodenum non dilatés; muqueuse non ulcérée; pylore intact.

Poids du sujet, 28 kilogrammes ; taille, 1m61.

Observation III (Woillez).

Phtisie pulmonaire, arrivée à sa période ultime; absence complète des signes de cavernes à l'auscultation : autopsie; cavernes nombreuses aux sommets des poumons qui sont très volumineux.

Le 18 mai 1862, fut admis à l'hôpital Saint-Antoine, un homme âgé de quarante-cinq ans, dans un état de marasme extrême, avec dyspnée, toux, expectoration de crachats opaques assez nombreux. Le dépérissement avait été graduel et la maladie datait de plusieurs mois ; le pouls était fréquent et filiforme, *la prostration* considérable.

A l'auscultation, rien n'annonçait une lésion grave du côté du poumon ; *le bruit respiratoire était faible* avec expiration prolongée aux deux sommets et il existait de l'aphonie sans trouble notable des autres fonctions.

Le marasme, joint aux *phénomènes fonctionnels thoraciques* fit admettre l'existence de cavernes aux sommets des poumons caverneux malgré l'absence de respiration et de pectoriloquie.

A l'autopsie, les deux poumons étaient très volumineux et ne se rétractèrent pas à leur sommet à l'ouverture du thorax ; des cavernes nombreuses non béantes à l'incision du tissu pulmonaire existaient au sommet des poumons ; deux de ces cavernes assez superficielles auraient pu loger une noix.

Observation IV (Woillez).

Phtisie pulmonaire à sa dernière période, sans signes de cavernes pulmonaires, constatées ensuite à l'autopsie.

Un homme âgé de cinquante-trois ans, journalier, se disant

malade depuis plus de six semaines est admis le 30 janvier 1863 à l'hôpital Saint-Antoine, salle Saint-Augustin, n° 24. Son amaigrissement extrême démontre qu'il est malade depuis plus longtemps qu'il ne le dit. Il est, en effet, très faible depuis environ un an ; de plus, il a eu cinq ou six ans auparavant une inflammation pulmonaire, dit-il, par suite de laquelle il aurait expectoré pendant quinze jours des crachats sanguinolents ; la toux n'aurait pas continué depuis cette époque, mais serait revenue seulement dans les derniers temps. Quoi qu'il en soit, il a dû cesser ses occupations, il y a six semaines, lorsque de la diarrhée est venue se joindre à sa faiblesse.

A son admission, le malade est dans un état de *marasme* annonçant la période extrême d'une tuberculisation pulmonaire ; il y a perte complète d'appétit ; la langue est un peu sèche, le pouls petit a 90 pulsations ; l'abattement est très grand : il y a de la diarrhée.

Il n'y a pas de douleur de poitrine ; la dyspnée n'est pas très prononcée en apparence et la quantité de crachats muco-purulents nageant dans un liquide muqueux doit faire admettre qu'il existe des excavations pulmonaires considérables.

Et pourtant les signes physiques sont loin de répondre à la gravité incontestable de la situation ; il existe en avant une submatité légère sous la clavicule droite à la percussion ; mais à l'auscultation, l'*examen le plus attentif* ne peut révéler *qu'une faiblesse prononcée du bruit respiratoire* au sommet du poumon droit avec expiration prolongée, sans souffle, ni râles, ni retentissement exagéré de la voix.

La même absence des signes caractéristiques accompagne la toux qui provoque seulement un petit sifflet aigu perçu par l'oreille qui ausculte.

En arrière, au sommet droit, de même que dans le reste du poumon, on trouve la *même faiblesse du bruit respiratoire*, sans autres signes ; à gauche même résultat négatif des cavernes pulmonaires ; le bruit respiratoire est seulement moins faible que du côté droit.

Pendant les dix jours que le malade a passés à l'hôpital en s'affaiblissant jusqu'à la mort, survenue le 9 février, *le résultat de l'exploration n'a pas varié.*

A l'autopsie, on trouve que des adhérences intimes existent au sommet du poumon droit. Cet organe, après ouverture du thorax, remplit complètement la cavité qui lui est destinée; sa moitié supérieure est creusée entièrement de cavernes anfractueuses communiquant les unes avec les autres, les plus grandes pouvant loger une petite pomme; il n'existe aucune obstruction des canaux bronchiques qui se rendent à ces cavernes; le tissu pulmonaire est généralement infiltré de tubercules non ramollis.

Des cavernes bien moins nombreuses existent au sommet du poumon gauche qui est tout aussi volumineux que le droit, mais infiltré *des tubercules moins nombreux*. Cette augmentation de volume des deux poumons n'est pas due à l'emphysème; leur tissu est compact; il semble que les tubercules ont envahi ces organes en ajoutant leur volume à celui du parenchyme pulmonaire sans en déterminer l'atrophie comme d'ordinaire; le tissu pulmonaire serait plutôt hypertrophié.

Observation V (Woillez).

Tuberculose pulmonaire; vaste caverne au sommet du poumon gauche, ne donnant lieu à aucun signe particulier et constatée à l'autopsie.

Un malade âgé de quarante-huit ans, peintre en décors, d'une constitution médiocrement forte fut admis à l'hôpital Cochin, salle Saint-Jean, n° 6, le 27 mars 1865. Il toussait depuis cinq mois, et éprouvait une oppression habituelle, sans avoir eu d'hémoptysies, ni de douleurs de poitrine. Il avait dans ces derniers temps considérablement maigri et perdu graduellement ses forces; il était survenu de la diarrhée de temps à autre et il éprouvait parfois des frissons et des mouvements fébriles irréguliers presque chaque jour. Depuis une semaine les accidents fébriles et l'oppression avaient augmenté et l'appétit s'était complètement perdu.

Le son obtenu par la percussion était égal sous les deux clavicules sans matité manifeste ; dans les mêmes régions, il existait des râles humides sous-crépitants, peu volumineux, sans souffle caverneux, même par la toux avec retentissement exagéré de la voix mais sans pectoriloquie manifeste.

En arrière les mêmes râles sous-crépitants peu volumineux se constataient dans toute la hauteur du côté droit et seulement à la base du côté gauche.

Le malade succomba trois jours après son admission, *continuant à présenter les mêmes particularités* d'auscultation sans signes caverneux.

A l'autopsie les poumons étaient augmentés de volume, infiltrés de tubercules crus partout, plus nombreux vers les sommets qu'aux deux bases. Au sommet du poumon gauche qui était adhérent existait superficiellement vers la partie antérieure une caverne assez vaste pour contenir une pomme, mais anfractueuse, à parois rapprochées et tapissées par une fausse membrane molle. Dans cette caverne débouchaient des tuyaux bronchiques parfaitement perméables.

Observation VI (Woillez).

Phtisie pulmonaire très avancée ; signes de cavernes d'abord constatés puis disparaissant avec les progrès ultimes de la maladie ; à l'autopsie, poumons très volumineux, creusés de cavernes nombreuses à leur sommet.

Un homme âgé de quarante-neuf ans, d'une constitution primitivement forte et qui avait servi comme zouave pendant quatorze ans, fut admis à Cochin, le 11 janvier 1864. Il y mourut après huit jours de séjour.

Plusieurs de ses parents étaient morts de phtisie pulmonaire, mais sa santé avait toujours été bonne avant le développement de sa maladie ; il toussait depuis un temps indéterminé et se disait malade depuis un mois.

A son arrivée à l'hôpital, il était d'une maigreur extrême ; il avait une fièvre intense avec délire la nuit, une dyspnée considérable, de l'anxiété. Les signes d'excavation tuberculeuse aux sommets des poumons, surtout du poumon droit étaient alors des plus manifestes et caractérisés par un gros râle humide, à bulles inégales et par un souffle caverneux ; mais trois jours après, les râles ne s'entendaient plus et il n'y avait plus de souffle ; la respiration était simplement rude avec expiration prolongée et resta telle jusqu'à la mort qui survint le 19 janvier.

En même temps que les signes d'auscultation se modifièrent, l'haleine devint fétide sans que les crachats muco-purulents eussent changé d'aspect. Cette double circonstance et la rapidité de la marche de la maladie firent douter du diagnostic primitif et croire à une gangrène pulmonaire ; mais à l'autopsie on trouva les deux poumons infiltrés de tubercules très nombreux crus pour la plupart, avec plusieurs cavernes disséminées dont la plus considérable occupait le sommet droit ; il n'y avait aucune trace de gangrène, même au niveau des parois des cavités accidentelles ; aussi parut-il probable que l'odeur fétide de l'haleine avait été produite par des mucosités ayant séjourné dans les cavités aériennes, où elles avaient subi la fermentation putride ; les bronches étaient libres, mais ce qu'il y avait de remarquable, c'est que les poumons avaient un volume énorme, même monstrueux.

De la lecture de ces observations, nous pouvons tirer cette première conclusion générale que tous nos malades étaient des cachectiques très affaiblis, morts au bout de peu de jours à l'hôpital, après avoir présenté d'une manière constante les mêmes phénomènes stéthoscopiques, à partir de l'instant où il furent constatés [1]. Il est évident qu'une

[1] Cet état de cachexie très avancée prouve, comme Woillez le fait remarquer incidemment dans une de ses observations, que les lésions remontent à une date plus éloignée que celle que les malades indiquent comme début probable de leur affection.

cause qui agit si longtemps pour la production des phénomènes stéthoscopiques, si variables pendant la durée d'une même maladie et même pendant la vie normale, sans que l'observateur puisse trouver sous son oreille une modification passagère des bruits perçus quelques jours auparavant, n'est pas une cause banale comme l'obstruction bronchique par des muco-pus qu'un effort de toux suffit à déplacer; c'est une cause bien vraisemblablement d'une certaine importance et qu'on doit chercher dans une modification anatomique durable du poumon, dans certaines conditions physiques tenant sous leur dépendance le fonctionnement normal ou anormal de l'organe, telle que l'élasticité du tissu remplacée par la rigidité des parties sclérosées ou adhérentes, telle que la disproportion de volume entre le poumon contenu et le thorax contenant, cette disproportion s'établissant presque subitement par des poussées nouvelles de tubercules comblant ou comprimant les espaces aériens et faisant un bloc imperméable ou peu perméable à l'air d'une partie du poumon immobilisé. Nous lisons en effet dans les observations que nous avons recueillies, qu'après la mort on constata de nombreux tubercules crus, récents par conséquent, dans les parties du poumon précisément où étaient creusées les cavités accidentelles; une coïncidence assez curieuse assurément, c'est que la mort a toujours suivi de près cette éclosion de nouveaux produits tuberculeux qui ont eu une part importante, à ce que l'on peut croire, dans la production des bruits modifiés, perçus à l'auscultation.

Une autre remarque importante et qui confirme nos idées, c'est que dans les autopsies on a trouvé un poumon volumineux et parfois énorme comme dans l'observation

VI, trop gros pour la cage thoracique et s'affaissant très peu à l'ouverture du corps; les poumons étaient farcis de tubercules crus ou ramollis, mais principalement de tubercules crus; dans l'observation I il y avait entre les nodules tuberculeux de l'hépatisation et aux bases de la congestion correspondant à l'auscultation à une respiration moins faible que dans le reste de l'organe : dans l'observation II, au lieu de la congestion il y avait de l'œdème. Dans la plupart des autopsies on constata aussi des adhérences nombreuses des plèvres qui liaient intimement le poumon au thorax, principalement vers les sommets et surtout dans les parties où l'on avait constaté pendant la vie les phénomènes stéthoscopiques qui vont nous occuper.

Si nous faisons ces premières constatations qui peuvent paraître de peu d'importance tout d'abord, c'est que nous voulons montrer de quel secours sont pour nous les conditions physiques relatives au bon fonctionnement du poumon pour l'interprétation des phénomènes d'auscultation. Ces conditions qui créent des faits cliniques intéressants doivent être tenues comme très importantes, si l'on en croit les recherches physiologiques faites à l'étranger, et le travail d'expérimentation que M. Germain Sée a fourni sur le poumon et dont on peut lire les résultats à l'article ASTHME dans le *Nouveau dictionnaire de médecine et de chirurgie pratiques*.

Concurremment à cette augmentation du volume des poumons, à cet envahissement de l'organe par de nouveaux produits pathologiques, dans toutes nos observations, lisons-nous, et dans les parties correspondantes aux lésions cavitaires, aux sommets principalement, on percevait de la respiration faible; une seule fois elle était simplement rude (observ. VI), mais nous laisserons ce caractère pour y revenir plus à propos dans la suite.

Barth admet relativement à la production de la respiration faible deux ordres de causes qui agissent soit isolées, soit réunies : ou le murmure vésiculaire est moins bien transmis à l'oreille, ou il est produit avec moins d'intensité. Sa transmission est moins parfaite lorsqu'un corps solide, une collection liquide ou gazeuse éloignent le poumon des parois thoraciques et que les sons ne peuvent arriver à l'auscultateur qu'en traversant des milieux de densité différente.

La diminution d'intensité pourra dépendre de conditions diverses, telles que la dilatation incomplète du thorax, et, par suite, la pénétration d'une moindre quantité d'air ou d'un obstacle au passage dans le larynx ou les bronches du fluide élastique qui n'arrive point à la surface du poumon ; enfin, en troisième lieu, de la perméabilité moindre des vésicules.

Ces conditions physiques se rencontrent isolées ou réunies dans un certain nombre d'états morbides, tels que les épanchements peu considérables de la plèvre, les dépôts de pseudo-membranes épaisses à la surface du viscère avec rétrécissement du thorax, la pleurodynie intense, quand la douleur s'oppose à la dilatation complète de la poitrine ; certaines maladies du larynx ; l'obstruction partielle d'un ou de plusieurs rameaux bronchiques par un amas de mucosités ou par un corps étranger ; le rétrécissement de leur cavité ou la compression de leurs parois par des tumeurs de nature diverse.

Relativement à la phtisie pulmonaire, Barth attribue pour une part la faiblesse respiratoire à la quantité de tubercules disséminés dans le parenchyme et qui diminuent le nombre des vésicules perméables; il fait intervenir surtout les ganglions bronchiques augmentés de volume qui rétrécissent le diamètre des tuyaux qu'ils entourent.

L'interprétation de Barth relativement à la respiration faible est vraie dans la généralité des faits, mais elle ne nous dit pas assez le pourquoi, elle s'en tient à une explication un peu superficielle qui ne s'applique pas exactement aux faits cliniques relatés dans nos observations. Pour reprendre quelques points qui nous paraissent incomplètement développés, nous dirons que l'autopsie n'a nullement fait constater une compression bronchique par de gros ganglions, ni pour la trachée, ni pour les grosses bronches en ce qui concerne la phtisie pulmonaire, et, d'ailleurs cette compression n'expliquerait pas pourquoi la respiration était faible dans toute l'étendue des sommets et non dans quelques parties localisées du poumon, comme le relate une observation de Barth : l'on constata à l'autopsie qu'une seule bronche était comprimée par d'énormes ganglions tuberculeux; le bruit respiratoire avait été presque nul dans les régions sous-claviculaire et sus-épineuse gauche, mais partout ailleurs la respiration redevenait normale.

Nous admettons cependant que la perméabilité moindre des vésicules pulmonaires farcies de tubercules ait pu entrer pour une part dans la production du phénomène stéthoscopique, en admettant avec un certain nombre d'auteurs, que le murmure vésiculaire crée en partie le bruit respiratoire. Mais, dans tous les cas de tuberculose pulmonaire où le parenchyme est plus ou moins infiltré de produits spécifiques, on ne trouve pas une respiration faible partielle ou totale; le phénomène devrait être d'une fréquence extrême, ce qui n'est pas. En somme, l'on doit convenir que l'explication est incomplète en ce qui concerne nos cas.

Barth (nous prenons ses idées parce qu'elles nous paraissent exprimer une opinion moyenne), dit aussi que la transmission du murmure vésiculaire est moins parfaite lorsqu'un corps solide, une collection liquide ou gazeuse éloignent le poumon des parois thoraciques et que les sons ne peuvent arriver à l'auscultateur qu'en traversant des milieux de densité différente. Est-ce là tout ce qui se passe et la couche de liquide ou de gaz ou un corps solide volumineux agissent-ils simplement en éloignant l'oreille du tissu pulmonaire et en modifiant le son perçu?

Dans la pleurésie, le bruit respiratoire est le plus souvent affaibli, quelquefois jusqu'à l'absence complète; d'autres fois, il y a une respiration soufflante ou souffle bronchique et cela, tantôt dans les épanchements moyens, tantôt dans les épanchements forts, ce qui paraît difficile à expliquer, si l'on se rapporte à la théorie de Barth; il n'y a pas là seulement une question de distance du tissu pulmonaire à la paroi thoracique, ni de différence dans la densité des milieux.

De même, dans le cancer, il y a communément une absence presque complète du bruit respiratoire au niveau de la lésion, mais, le plus souvent, quand le bruit respiratoire est entendu, il est soufflant et rude, parfois caverneux.

Pourquoi n'entend-on rien ou presque rien dans certains cas, quand dans certains autres qui paraissent identiques on perçoit une respiration soufflante très accentuée? Les gaz, les liquides et surtout les corps solides ne sont-ils pas, en général, de bons conducteurs du son?

Il y a donc dans l'interprétation de ces phénomènes un côté insuffisant qui ne satisfait pas complètement l'esprit, une lacune que Woillez a sentie. Nous nous sommes convaincu que nous gagnerions à nous inspirer de ses idées pour compléter ce que nous avons dit précédemment sous l'autorité de Barth, et arriver par un processus rationnel à expliquer le phénomène *des cavernes muettes*.

Dans les autopsies que nous relatons, avons-nous dit, les poumons étaient très infiltrés, farcis de tubercules crus ou en voie de ramollissement, congestionnés ou hépatisés, augmentés de volume en un mot, si nous voulons conclure. On admettra donc que l'extension pulmonaire, nous ne voulons pas parler encore de son élasticité, est, par le fait du volume exagéré de l'organe, considérablement gênée, diminuée sinon abolie. Cette diminution de l'extension pulmonaire a lieu de deux manières qui doivent servir de point de départ à l'exposé des faits : 1° l'espace destiné au poumon dans le cavité thoracique est diminué d'étendue : 2° le poumon acquiert une augmentation notable de son volume propre.

Dans ces deux circonstances le poumon est dans la poitrine comme les organes abdominaux sont dans le ventre. Il n'est plus soumis en dehors de l'inspiration, comme chez l'homme sain, à une extension forcée qui lui fait occuper un espace plus grand que son volume propre; l'espace occupé par le poumon étant devenu proportionnel à son volume, cet organe n'a plus ses vides aériens agrandis et dès lors leur lumière est devenue insuffisante ou nulle comme dans le poumon extrait du cadavre.

La cavité destinée au poumon dans la poitrine est diminuée matériellement par le fait de maladies bien différentes; nous citerons rapidement, parce que les faits s'appliquent indirectement à nos cas, tantôt une tumeur intra-abdominale du médiastin, tantôt certaines difformités du squelette thoracique, tantôt un épanchement pleurétique. On constate alors du côté de l'épanchement, ou du côté comprimé, un bruit respiratoire affaibli, l'expiration prolongée ou la respiration soufflante quand la compression est insuffisante : nous verrons plus tard le pourquoi. Du côté opposé, par suite du refoulement du poumon correspondant par le médiastin, ou d'une partie du poumon par le restant de l'organe du même côté, on entend la respiration puérile, l'expiration prolongée, quelquefois la respiration sibilante ou la respiration rude. Le fait s'explique si l'on veut, autrement que par la théorie qui admet une respiration dite supplémentaire. La pénétration de l'air dans les voies aériennes est simplement passive, suivant les preuves fournies par M. Germain Sée; si elle a lieu avec plus de force dans l'état sain, c'est que l'effort dilatateur de la poitrine est plus grand et plus rapide. Aucune action particulière du poumon ne saurait s'exercer pour donner plus d'énergie au bruit respiratoire. On pourrait donc définir la respiration puérile autrement qu'on ne le fait, puisque dans beaucoup de cas où elle se produit, les efforts musculaires inspiratoires ne sont pas plus énergiques que dans l'état normal, et qu'il n'y a pas pénétration plus rapide de l'air dans les dernières divisions de l'arbre aérien. Quant à la pénétration par l'air d'un plus grand nombre de vacuoles pulmonaires, on ne saurait non plus l'admettre, car le spiroscope démontre que toutes les cavités aériennes se dilatent à la fois par l'inspiration dans un poumon sain.

Pourquoi donc dans les observations I et II entendait-on aux bases congestionnées ou œdémateuses une respiration plus forte que dans les parties supérieures ? C'est que dans ces cas et dans d'autres analogues, comme dans le poumon comprimé par l'épanchement pleurétique du côté opposé, la pression n'a pas été assez puissante pour éteindre ou atténuer le bruit respiratoire, diminuer les espaces aériens, entraver en un mot l'entrée de l'air ; il n'y a eu qu'un premier degré de diminution dans le calibre de ces espaces; le relâchement des parois des tubes bronchiques fait vibrer plus largement ces conduits; de là une augmentation d'intensité du bruit respiratoire.

Arrivons aux termes de notre seconde proposition : le poumon acquiert une augmentation notable de son volume propre. Les mêmes modifications du murmure respiratoire dans son intensité et ses caractères se retrouvent lorsque le défaut d'extension naturelle de l'organe résulte de l'accroissement de son volume. Cet accroissement le plus souvent pathologique entraine nécessairement la diminution de la béance des conduits aériens, suivant l'expression de Woillez. La condition physique de la béance insuffisante se rencontre aussi bien dans l'emphysème pulmonaire que dans l'infiltration tuberculeuse très accentuée que dans la congestion aiguë pour citer des affections bien différentes et par cela même tirer de nos inductions une meilleure démonstration clinique.

Après ce préambule assez long, mais nécessaire, nous

admettons donc, pour les cas qui nous concernent, que le volume trop considérable du poumon dans une cavité thoracique déformée comme elle l'est si souvent chez les phtisiques, a agi pour effacer la lumière des tubes bronchiques les moins résistants, obstruer localement le libre passage de l'air en certains points qui ont cédé, gêner l'extension de l'organe qui ne peut plus suivre la paroi thoracique puisqu'il n'y a plus de place pour cette extension, détruire l'élasticité du tissu envahi par les produits tuberculeux et l'annihiler dans les cas où il resterait encore place pour une dilatation minime de l'organe.

L'air par suite pénètre en petite quantité et lentement en suivant des parois aériennes dont la flaccidité a détruit la tension normale; cette colonne d'air est trop faible pour que l'auscultation puisse faire entendre une respiration normale; on percevra par conséquent de la respiration faible ou rien comme dans les épanchements pleurétiques.

Les faits cliniques établissent pour des cas analogues aux nôtres que les mouvements thoraciques correspondant aux parties où l'on perçoit la respiration faible sont notablement diminués pendant l'acte inspiratoire; les premières côtes en général sont à peine soulevées et l'immobilité plus ou moins marquée de la région contraste avec l'étendue et la fréquence des mouvements qui s'observent dans les autres parties du thorax qui sont moins comprimées, principalement à la base. Tous ces phénomènes se tiennent à ce que l'on peut croire, et la même cause qui diminue les bruits respiratoires peut entraver les mouvements thoraciques; dans ce cas, il serait permis en retournant les termes de dire que c'est l'organe qui fait la fonction.

Ne peut-on rapprocher de ces faits ce qui se passe dans l'asthme? les côtes sont immobilisées pour une autre cause évidemment, mais en ce qui nous intéresse, nous constatons que le murmure respiratoire est nul ou presque nul, bien que la poitrine soit remplie d'air au maximum. Ces phénomènes montrent qu'indépendamment de l'état pathologique et physique du poumon réagissant ou réagissant peu sur la cage thoracique, l'amplitude plus ou moins considérable des arcs costaux, associée à des mouvements respiratoires très faibles, donne à l'auscultation des bruits très atténués. C'est le phénomène qui se produit chez les individus très affaiblis, chez lesquels la fonction mécanique de l'acte respiratoire est réduite à son minimum; pour les cas qui nous concernent, il est permis de penser que la déchéance extrême des malades a encore aidé à la production des phénomènes stéthoscopiques dans une certaine mesure (observ. I et II).

Nous venons de voir que dans les cas relatés par nos observations, la faiblesse respiratoire pouvait avoir deux causes principales : la diminution des espaces aériens, bronches et vésicules pulmonaires et la faiblesse consécutive de la colonne d'air inspiratrice; un fait cependant peut paraître en flagrante contradiction avec notre exposé, c'est que dans l'observation V la respiration était rude et resta telle jusqu'à la mort. Loin d'infirmer ce que nous avons avancé précédemment, le fait nous permettra d'examiner la question sous une autre de ses faces. Nous avons étudié les conséquences qui pouvaient résulter de la pression qu'exerce le poumon sur son propre tissu ; évidemment cette pression n'est pas toujours la même et il s'ensuit des modifications dans les phénomènes stéthoscopiques correspondants. Ces variations peuvent aller de la respiration faible à la respiration puérile, nous l'avons vu précédemment; on peut aussi avoir une respiration faible ou moins faible avec un caractère de rudesse; ces deux états ne s'excluent nullement. La rudesse tient pour une part à l'existence d'inégalités dans les parois des voies aériennes; un courant d'air même peu marqué produit en passant sur ces aspérités des vibrations appréciables.

Ce sont donc les conditions diverses de pression dans la cage thoracique qui aident à comprendre cette variation dans les signes physiques constatée, nous l'avons vu, dans la pleurésie, le cancer pulmonaire, le pneumothorax, qui expliquent pourquoi des signes ne sont pas toujours les mêmes d'un individu à un autre et à des périodes différentes dans le cours d'une même maladie. Dans notre cas, il est probable que les voies respiratoires étaient plus perméables à l'air, que le thorax fonctionnait mieux : nous avons eu à la différence des autres observations une respiration un peu plus énergique avec un caractère marqué de rudesse dû aux aspérités bronchiques.

Il ne nous sera pas difficile assurément, après avoir étudié la respiration faible, d'expliquer l'expiration prolongée constatée pendant le même temps chez nos malades. Ce phénomène dépendait surtout de cette condition générale, à savoir que la sortie de l'air ayant lieu librement dans l'état sain par des canaux ouverts et régulièrement plus larges, s'effectuait de plus en plus difficilement dans des conduits inégaux, par suite du relâchement et du retour inégal de leurs parois sur elles-mêmes par le défaut d'extension pulmonaire. C'est encore le défaut de béance qui produit ce phénomène, l'air ne se mouvant pas avec une entière liberté dans les canaux aériens quelle que soit sa pression du reste. Cet air en traversant des parties relativement rétrécies produit le bruit d'expiration qui est d'autant plus prolongé que les obstacles sont plus prononcés ou plus nombreux sur le trajet de la colonne d'air expiré.

Si nous passons en revue les causes diverses assignées par les auteurs à la diminution du bruit respiratoire, à sa suppression même, nous trouvons que Laennec, pour commencer par le plus connu signale, comme origine commune du phénomène, l'imperméabilité du poumon dans une certaine étendue. L'illustre créateur de l'auscultation avait parfaitement constaté les modifications de l'intensité du murmure respiratoire dans des conditions pathologiques variées telles que : le catarrhe pulmonaire par suite de l'obstruction des bronches par des mucosités épaisses, certains épanchements pleurétiques par le refoulement du poumon vers la colonne vertébrale, l'infiltration tuberculeuse par l'envahissement des produits spécifiques dans la lumière des canaux bronchiques, mais il ne va pas au delà de cette explication et ne nous dit pas si cette imperméabilité est seule en cause. Il n'est pas toujours nécessaire en effet pour la production du phénomène stéthoscopique que la lumière des tubes aériens soit obstruée d'une façon quelconque, puisque, pour ce qui nous concerne, l'autopsie atteste la perméabilité des canaux bronchiques dans deux cas

Nous sommes encore obligés d'admettre que les conditions physiques qui président au bon fonctionnement de l'organe respirateur peuvent rendre compte de phénomènes difficiles à interpréter d'une autre façon. Il importe peu en effet que les voies respiratoires soient incomplètement libres ou même pas du tout, si le poumon trop volumineux, infiltré, hépatisé, ayant perdu une partie de son élasticité ne peut obéir à son besoin d'extensibilité, si les mouvements fonctionnels thoraciques se font mal ; l'air qui pénétrera sera dans ces conditions en si minime quantité et le courant d'une faiblesse telle que le bruit respiratoire ne sera plus perceptible ou peu perceptible à l'oreille de l'observateur le plus attentif.

Quoique les résultats d'autopsie n'attestent pas la liberté des conduits bronchiques dans tous les cas, la stabilité des phénomènes stéthoscopiques perçus jusqu'à la mort du malade nous permet de repousser l'hypothèse d'une oblitération accidentelle des bronches par des mucosités épaisses. On conçoit difficilement que cet état de choses puisse durer plusieurs jours et jusqu'à dix jours consécutifs comme dans l'observation IV, sans rémittence, sans qu'une inspiration plus forte balaye les conduits aériens.

Il faudrait du reste, que par le plus grand des hasards ces conduits aériens correspondant à un lobe ou à plusieurs lobes dans un poumon ou dans les deux, fussent obstrués tous à la fois et assez hermétiquement pour abolir le bruit respiratoire dans toute une région. D'un autre côté la respiration quoique faible a toujours été perçue par l'observateur dans tous les cas que nous présentons ; cette remarque suffirait seule à écarter l'hypothèse d'obstruction bronchique, puisque l'on n'a jamais eu en ces circonstances une abolition complète du bruit respiratoire.

Quelle autre cause pourrait-on invoquer dans les faits qui nous occupent, en dehors de celle que nous avons adoptée pour l'interprétation de ces faits ? Pense-t-on que les adhérences nombreuses des sommets des poumons trouvées à l'autopsie dans les parties où l'on constatait précisément les phénomènes stéthoscopiques suffiraient pour s'opposer à une pénétration suffisante de l'air et par suite à la production de ces phénomènes ? (Observations I, II, IV et V.)

Evidemment les faits s'opposent à accorder à ces adhérences des poumons une importance trop grande. Dans une foule de cas de phtisie pulmonaire avec ou sans cavernes, coïncidant avec les signes d'auscultation ordinaires, il y a des adhérences complètes des sommets; fréquentes en effet sont les pleurésies qui ont précédé les grands symptômes de la tuberculose pulmonaire. D'un autre côté on voit que dans certaines pneumonies, pour parler de phénomènes analogues à ceux qui font l'objet de notre étude, l'absence des bruits d'hépatisation pulmonaires peut avoir lieu sans qu'il y ait des adhérences. Cette explication ne saurait non plus s'accorder avec la disposition rapide des signes anormaux d'auscultation, car ces adhérences ne se forment pas du jour ou lendemain.

Il en est de même de la rigidité du tissu pulmonaire qui, nous l'avons dit, détruit dans une certaine mesure l'élasticité de l'organe sans cependant supprimer entièrement son extensibilité et que l'on pourrait accuser de la disparition des signes caractéristiques d'auscultation.

Stokes en dehors des faits signalés par Laennec et Barth, dans certains cas de pneumonie qui sont susceptibles d'une interprétation identique à celle que nous exposons relativement aux cavernes muettes, a expliqué l'absence du souffle tubaire par l'immobilité du poumon hépatisé et par sa résistance à l'expansion inspiratoire.

Cela ne peut arriver pour lui que dans les cas d'hépatisation du poumon tout entier, car pour peu qu'il y ait avec l'hépatisation de tissu perméable non hépatisé, il admet que le souffle bronchique doit se produire. Grisolle qui rapporte cette opinion de Stokes reconnaît l'existence des faits, mais il n'en admet pas l'application. On voit en effet assez fréquemment des pneumonies généralisées dans un poumon et qui donnent lieu à la production des signes les plus caractéristiques de l'hépatisation la plus franche, tandis qu'on voit ces signes manquer dans certains cas lorsqu'à côté de l'hépatisation, le poumon est perméable et non hépatisé dans une étendue plus ou moins grande ; l'explication de Stokes n'est donc pas suffisante.

Quoi qu'il en soit, on lui doit d'avoir attiré l'attention sur la rigidité du tissu pulmonaire, comme cause de la difficulté de l'expansion du poumon pendant l'inspiration ; car il ne paraît pas douteux que ce manque d'élasticité ainsi que les adhérences serrées du poumon, ne doivent gêner jusqu'à un certain point la pénétration de l'air dans les espaces aériens. Mais l'expérience clinique démontre que l'inspiration la plus faible suffit pour faire pénétrer l'air dans un poumon adhérent ou bien condensé par une infiltration tuberculeuse, si les espaces aériens ne sont pas trop effacés, par suite de la pression que supporte le poumon hypertrophié dans une cage thoracique rétrécie ou de volume normal, mais en tous les cas insuffisante pour contenir l'organe trop volumineux.

N'insistons pas davantage sur ces interprétations diverses ; après avoir admis ce qui nous paraissait la part de vérité de chacune, nous arrivons à parler des cavernes non reconnues à l'auscultation et qu'on pourrait croire oubliées dans ce long exposé. En étudiant les phénomènes stéthoscopiques concomitants nous avons pu nous convaincre que la question est au fond la même et n'est qu'une application des conditions physiques présidant à la fonction respiratoire ; ce que nous avons dit peut se répéter exactement en ce qui concerne les cavernes, qui sont en somme des cavités aériennes accessoires un peu plus vastes que les espaces aériens normaux, mais assurément soumis les uns et les autres à des influences identiques en ce qui concerne le mécanisme de l'organe. Nous ajouterons peu de chose par conséquent ; il y a quelques points particuliers que nous développerons pourtant, entre autres, relativement à l'opinion des auteurs et à la possibilité du diagnostic raisonné dans presque tous les cas.

Est-il nécessaire de dire que l'autopsie a fait constater que les cavernes creusées dans le tissu pulmonaire, comme les tubes bronchiques y aboutissant, présentaient des parois plus ou moins rapprochées, s'accolant parfois complètement. Dans tous les cas on n'a perçu à l'auscultation aucun des signes désignés, par suite de l'insuffisance de l'air qui pénétrait dans l'organe pendant l'inspiration. Le fluide élastique circulait faiblement dans les conduits bronchiques et même le long des parois des cavités accidentelles sans donner autre chose que de la respiration faible ; nous exagérons cependant : une seule fois (observation V), on a perçu des râles sous-crépitants peu volumineux dans les parties correspondant aux cavernes ou plutôt à l'unique caverne volumineuse qui existait dans ce cas ; les mêmes râles s'entendaient dans d'autres régions et provenaient apparemment des bronches. Il existait en même temps du retentissement exagéré de la voix sans pectoriloquie manifeste.

La conclusion à tirer de ce fait est très simple ; c'est que les conditions physiques nécessaires pour la réalisation des phénomènes stéthoscopiques se sont imposées avec moins de rigueur : il n'y a là qu'une question de degré, l'interprétation des faits restant identique. Dans notre cas les râles sous-crépitants, perçus dans la région caverneuse comme dans les autres régions, provenaient du muco-pus accumulé dans les espaces aériens et balayé par un courant d'air suffisamment énergique. Dans la caverne, anfractueuse à parois rapprochées, tapissée par une fausse membrane molle (observation V), il y a eu un déplissement des parois agglutinées par des matières purulentes et production des mêmes râles peu volumineux, sans autre signe plus caractéristique qu'un peu de retentissement de la voix. S'il y avait eu de la pectoriloquie nette, il est évident que le doute n'aurait plus été permis et qu'on aurait pu affirmer à la place où ce signe se manifestait, une ou plusieurs excavations. On sait l'importance que Laënnec attribuait à la pectoriloquie relativement au diagnostic des cavernes. Pour que le phénomène se produise, il faut que l'excavation soit remplie d'air et communique jusqu'à la glotte par des conduits entièrement libres; que les parois soient rapprochées complètement pendant l'inspiration ou que les bronches soient obstruées par une mucosité épaisse et la voix perd son caractère caverneux. Il est probable que, si au lieu de pectoriloquie nette, il y a eu un simple retentissement exagéré de la voix, dans le cas qui nous occupe, il faut en chercher la cause dans la faible tension de l'air contenu dans les espaces aériens, dans la faible béance de la caverne qui ne constituait plus une caisse de résonnance suffisamment vaste pour les bruits venus de la glotte.

Nous répéterons encore une fois qu'il y a là une simple question de degré, sans qu'il soit nécesaire de chercher une autre interprétation que celle que nous avons adoptée.

Reste à savoir si dans ces cas mixtes où l'on ne trouve pas de signes bien nets de la lésion cherchée, on ne pourrait pas user du procédé signalé par quelques cliniciens, nous voulons parler de l'inspiration forcée, volontaire ou qui a précédé un effort de toux. Il est aisé de comprendre que la production des râles ou de la voix caverneuse, de la pectoriloquie autrement dite, soit limitée dans certains cas aux grands mouvements thoraciques qui agrandissent la cavité destinée aux poumons infiltrés, indurés, congestionnés, si l'on veut, mais qui viennent bon gré, mal gré combler le vide existant entre eux et la paroi. Dans le même moment les espaces aériens en suivant le mouvement d'expansion du tissu morbide se dilatent, les cavités accidentelles bâillent, l'air aspiré se précipite pour remplir le vide pulmonaire. C'est alors que l'on pourra percevoir des râles que l'observation la plus attentive n'avait pu déceler, peut-être du gargouillement, si la quantité de liquide contenu dans les cavités est suffisante et se laisse pénétrer par l'air, du souffle caverneux ou de la pectoriloquie plus manifestes. Mais il faut reconnaître que, dans la réalité, l'inspiration forcée ne sera pas toujours possible ni efficace; elle pourra être tentée dans les cas ordinaires, où elle aidera à confirmer le diagnostic, mais pour les cas qui nous concernent, il suffit de se rappeler l'état physique dans lequel se trouvait le poumon ou la faiblesse du malade, pour se convaincre que ce procédé donnerait peut-être, dans des circonstances analogues, des résultats médiocres.

Si nous cherchons à présent chez les auteurs les causes qu'ils assignent au phénomène des cavernes muettes, on trouvera peu de choses. M. Grancher en parle d'une façon assez concise ; il signale la coexistence du pneumothorax avec des cavernes dont les signes ont fait défaut. Le fait doit être assez fréquent en effet et il vient directement à l'appui de ce que nous disions au début de notre travail au sujet des anomalies d'auscultation dans la pleurésie et le pneumothorax. Woillez, en effet, a vu un phtisique qui avait une caverne pouvant loger une pomme et dont les signes très accentués firent place à une simple respiration rude avec une expiration prolongée dès qu'il survint une perforation pulmonaire et un pneumothorax consécutif.

Depuis longtemps déjà le phénomène avait été constaté et on disait que le pneumothorax avait une action favorable sur la marche de la phtisie tuberculeuse, mais c'est une interprétation erronée de l'atténuation et de la modification des bruits respiratoires que l'on observe par le fait de l'épanchement aériforme intra-pleural. Cette absence des signes typiques des cavernes résulte en réalité, nous avons insisté là-dessus, du retrait ou de la compression du poumon par l'épanchement gazeux.

Mais laissons ces faits qui se rapprochent très heureusement de ceux que nous étudions, pour l'interprétation du moins, et revenons aux autres théories qui cherchent les causes des cavernes muettes. Voici en résumé les idées des auteurs sur cette question ; nous trouvons ce résumé tout fait dans le livre de M. Grancher sur les maladies de l'appareil respiratoire : « Il faut, pour que cet effacement presque complet des signes élastiques des cavernes survienne, une cavité volumineuse contenant peu de liquide, ou sèche et coexistant avec des mouvements thoraciques très faibles. L'air qui pénètre dans la caverne glisse le long de ses parois sans vibrations sonores, et donne l'illusion d'un murmure ou d'un souffle très doux et l'orifice de communication bronchique étant placé au-dessus du niveau du liquide, aucun gargouillement ne peut se produire. Le diagnostic de la caverne n'est donc pas toujours très facile, car son volume, son contenu, sa profondeur dans le parenchyme pulmonaire, l'épaisseur et l'élasticité de ses parois, le type respiratoire du malade sont autant d'éléments capables de voiler les signes de l'auscultation. »

Reprenons point par point les termes des conclusions de M. Grancher. Il faut, dit-il, une caverne volumineuse. En ce qui nous concerne, nous lisons dans nos observations qu'il existait dans les sommets des poumons de nos malades des cavernes de toutes dimensions et en quantité variable.

Dans le même temps continue M. Grancher, on observait une très grande faiblesse des mouvements thoraciques d'où diminution du bruit respiratoire. Nous concevons très bien en effet qu'à des mouvements fonctionnels faibles correspondent des bruits stéthoscopiques atténués, mais l'interprétation de ce fait ne nous paraît pas avoir reçu tous les développements nécessaires.

Quelle est l'origine de ces mouvements thoraciques faibles? M. Grancher ne nous le dit pas. Tiennent-ils à l'état de marasme dans lequel est plongé le malade? Tiennent-ils à l'état du poumon lui-même? Dans le premier cas, si le poumon est perméable, si les cavernes sont béantes, comme l'auteur le fait supposer, si rien en un mot ne s'oppose à la libre circulation de l'air dans les espaces aériens, nous concevons difficilement qu'on ne puisse pas percevoir, pour le moins à l'auscultation seule, le signe classique des cavernes, la pectoriloquie due, on le sait, à la résonance des bruits venus de la glotte dans les cavités remplies d'air, les conduits bronchiques étant parfaitement libres. Dans ce cas la moindre secousse de toux ou un simple effort inspiratoire suffirait pour faire apparaître d'autres signes non moins caractéristiques, le souffle caverneux, ou du gargouillement quand la caverne contient du liquide et que la bronche afférente débouche dans la masse même de ce liquide [1].

Dans la deuxième hypothèse qui admet des mouvements thoraciques faibles, la vraie cause tenant à l'état du poumon, nous concevons aussi difficilement qu'une caverne d'un grand volume puisse résister à la pression du tissu ambiant, à la compression, pour mieux dire, du poumon sur son propre tissu ; nous ne reviendrons pas sur notre exposé du début, il suffit de se représenter par la pensée les conditions diverses du phénomène pour admettre non une caverne dilatée, ou mieux, béante, mais une caverne dont les parois se sont affaissées quelquefois jusqu'à arriver au contact.

M. Grancher aurait dû nous dire en vue de cette objec-

[1] Nous supposons, pour un instant, que cet effort respiratoire soit toujours possible, ce qui n'est pas exact en réalité dans beaucoup de cas.

tion, et nous admettons le fait en ce qui nous concerne, qu'il existe des cavernes à parois très épaisses, très résistantes qui les maintiennent largement béantes. Il est évident que ces conditions ne changeront rien aux phénomènes stéthoscopiques, elles les accentueront plutôt, puisque le tissu rigide qui détruit l'élasticité du tissu pulmonaire et immobilise une partie de l'organe, gêne dans une mesure très appréciable le mouvement d'extension du poumon en entier.

Pour terminer, avouons avec M. Grancher que la distance de la caverne à l'oreille de l'observateur doit entrer pour une part dans l'affaiblissement des bruits cavitaires, surtout quand la cavité est très centrale. Cet éloignement ne gênerait nullement l'auscultation si le poumon était sain, car un tissu élastique bien aéré est en général bon conducteur du son, mais puisqu'il faut toujours nous répéter, nous dirons que, dans la plupart des cas, les espaces aériens sont comprimés ou obstrués, l'air les pénètre peu ou pas et ne circule qu'avec une grande lenteur dans les parties libres, à cause de la faiblesse des mouvements fonctionnels des poumons et du thorax.

Nous ne voulons pas insister davantage sur ce sujet ; nous pensons avoir épuisé suffisamment la question, à notre point de vue du moins ; nous nous sommes surtout attaché à montrer l'importance des conditions qui assurent le bon mécanisme du poumon et du thorax dans leur fonctionnement simultané ; nous avons essayé dans nos interprétations des phénomènes stéthoscopiques de laisser à la théorie une part restreinte, en recourant autant qu'il était possible aux preuves anatomiques. Mais nous serions incomplet si nous nous bornions à de simples discussions qui n'ont aucun but pratique ; il faut nous demander maintenant si, dans les cas de cavernes muettes, il est possible de faire le diagnostic par des signes cliniques accessoires et quels sont ces signes. Cette recherche fera l'objet d'un court chapitre qui terminera notre travail en lui donnant quelque utilité clinique si minime qu'elle soit.

II

Quelques considérations sur la possibilité du diagnostic.

Nous avons vu la difficulté du diagnostic dans les cas où les cavernes ne se révélaient par aucun signe à l'auscultation mais à l'auscultation seule. Mais nous n'avons pas ce seul moyen d'investigation à notre disposition ; ne serait-il pas possible de tourner la difficulté en s'aidant des renseignements cliniques fournis par la percussion et par la palpation ? Nous ne pouvons pas espérer évidemment par ces seuls moyens poser un diagnostic ferme, d'autant que les signes qu'ils fournissent s'effacent assez souvent et reviennent à peu près à l'état physiologique en même temps que les signes d'auscultation font défaut ; mais si peu de renseignements que l'on obtienne, ils seront des auxiliaires importants de l'auscultation, en ce sens que, s'ils n'aident pas directement à la constatation des cavernes, ils donneront des indications complémentaires pour juger de l'état du poumon, si utile à constater pour nous, son degré de densité et de perméabilité. Or, il paraît évident que les conditions physiques, dépendant de l'état pathologique du poumon et qui ont contribué pour une large part à la production des phénomènes stéthoscopiques dans nos cas, sont celles-là mêmes qui ont rendu les cavernes muettes. Dans ces circonstances, après un examen minutieux du poumon, nous ne pourrons pas dire évidemment qu'il existe des cavités accidentelles pulmonaires mais affirmer que, si elles existent, il est impossible ou à peu près impossible de les caractériser par les signes ordinaires. Ce raisonnement paraît subtil, mais en réalité, en face du malade, l'esprit le fera pour ainsi dire malgré lui, si l'observateur a tant soit peu de connaissances cliniques ; or, qui ne connaît pas la marche la plus habituelle de la phtisie pulmonaire ? qui n'a pas constaté avec la plus grande facilité les lésions caractéristiques au moins de la seconde période et à plus forte raison de la période terminale ? Mais on nous amène un malade cachectique à l'extrême, très amaigri ne répondant que par monosyllabes ou pas du tout aux questions qu'on lui pose relativement à ses antécédents héréditaires ou personnels, sur lesquels on a peu de renseignements. Nous voulons surtout parler ici de cette catégorie de malades à laquelle appartiennent les deux cas cités dans les deux premières observations que nous devons à l'obligeance de M. Devic. Les malades étaient assez âgées, c'étaient des femmes, l'une avait soixante-trois ans, l'autre soixante-dix-neuf ans ; l'on avait les plus grandes raisons de penser à un néoplasme gastrique plutôt qu'à la tuberculose pulmonaire, ayant déterminé une cachexie extrême et consécutivement la mort. L'examen physique des voies respiratoires révélait en effet l'existence de lésions pulmonaires très discutable si l'on ne tient pas compte des conditions de l'absence des bruits stéthoscopiques et l'on n'y songe pas toujours.

D'autre part l'examen des autres viscères thoraciques et abdominaux restait à peu près infructueux. Que conclure ? A quoi rapporter la cachexie ? au cancer ou à la tuberculose ; dans des cas analogues à nos deux premières observations, il est évident que l'âge du malade est plutôt en faveur du cancer, et que la tuberculose pulmonaire avec cavités se rencontre moins fréquemment qu'à la période moyenne de la vie. On ne sera en droit d'affirmer la tuberculose que si le sujet crache un peu et que l'examen des crachats révèle l'existence du bacille de Koch, ou si on peut arriver à avoir quelques renseignements sur ses antécédents pathologiques.

Dans cette première catégorie de faits, où la tuberculose pulmonaire demandait à être décelée, on pourra soupçonner les lésions les plus caractéristiques de la phtisie arrivée à la dernière période, si, avec une obscurité marquée du murmure vésiculaire dans les régions sous-claviculaire et sus-épineuse, c'est-à-dire aux sommets, coïncide une respiration plus énergique des bases de l'organe respiratoire, si le malade crache beaucoup et que le produit d'expectoration indique par sa quantité et son aspect des cavités qui se vident de leur contenu. Malheureusement les phtisiques dont nous parlons ne crachent pas toujours, par cette raison qui est la même par laquelle nous tentons d'expliquer les phénomènes stéthoscopiques qui ont remplacé les signes classiques d'une tuberculisation très avancée avec des cavernes plus ou moins nombreuses creusées dans les différents points du parenchyme pulmonaire.

Ils ne crachent pas probablement par cette seule raison que nous avons donnée de la transformation des phénomènes stéthoscopiques créée par des conditions toutes physiques, mais dépendant du poumon ou du thorax; la faiblesse de ces malades, comme chez les jeunes enfants qui à la rigueur pourraient, mais ne sauraient pas cracher, les empêche d'expectorer; cette faiblesse qui est extrême les met également dans l'impossibilité de faire de grands efforts inspiratoires ou de tousser, et en somme de se mettre dans les meilleures conditions pour avoir un signe capable de faire un diagnostic ferme de cavernes pulmonaires. On ne peut ausculter ni la toux, ni la voix.

Dans une seconde catégorie on peut placer les cas où le diagnostic de tuberculose pulmonaire chronique peut être fait avec la plus grade facilité par les antécédents, par l'expectoration du malade, par la constatation de l'âge de l'individu dans la période moyenne de l'existence; les malades sont plus vigoureux, ils sont capables parfois d'efforts inspiratoires énergiques ou suffisamment énergiques pour déceler certains signes qui n'apparaissaient pas dans la respiration ordinaire. Dans ces cas qui sont analogues à ceux qui sont relatés dans les observations III, IV, V et VI, l'absence relative des signes caractéristiques des cavernes, malgré les inspirations forcées, malgré la toux volontaire, est sous la dépendance directe des causes énumérées précédemment dans notre premier chapitre. Nous aurons plus de ressources dans la limite des moyens accessoires d'investigation, nous voulons parler surtout des inspirations énergiques commandées aux malades, pour établir l'existence des cavités accidentelles; et, fait plus important encore, l'expectoration qui est la règle puisqu'une seule de nos observations ne la note pas, par inadvertance sans doute (obs. V), cette expectoration, disons-nous, qui a été possible grâce à l'énergie des malades, malgré le marasme dans lequel ils étaient plongés, jointe aux phénomènes fonctionnels thoraciques, pourra suffire à la rigueur à affirmer des cavités pulmonaires qui se vident; l'observation IV surtout est un bel exemple que nous pouvons produire.

Si nous voulons à présent chercher une conclusion plus générale qui englobe indifféremment tous les faits, après avoir, dans tous les cas soumis à notre observation, constaté la faiblesse du murmure respiratoire aux sommets principalement et au lieu d'élection même des cavernes, après avoir perçu l'expiration prolongée et surtout après avoir constaté le peu d'énergie des mouvements thoraciques, sans préjuger de la cause qui produit cette faiblesse des mouvements respiratoires, si nous avons observé des cas identiques, coïncidant, il est bien entendu, avec un état cachectique très prononcé dans la dernière période d'une tuberculose pulmonaire chronique, nous serons certainement frappés de la coexistence des mêmes signes avec l'absence d'autres signes caractéristiques des lésions vulgaires que l'on s'attendait à rencontrer. Chacun, il est vrai, interprétera les faits à sa façon, mais pour les uns comme pour les autres, pour nous-mêmes qui avons adopté une théorie toute physique, qui nous paraît confirmée par les résultats d'autopsie, l'on pourra conclure de cette façon : dans les cas de tuberculose-pulmonaire chronique avec cachexie très prononcée, si l'on a trouvé à l'auscultation, au lieu des signes habituels, uniquement de la respiration faible, de la respiration plus énergique aux bases du poumon, de l'expiration prolongée ou coïncidant avec une faiblesse remarquable des mouvements thoraciques, on sera en droit de croire à un état du poumon, du thorax ou du malade, tels, qu'il est impossible ou difficile aux lésions ordinaires de se manifester par leurs signes classiques.

Si l'on a déjà ces idées préconçues, si on a tiré de la toux, de l'inspiration forcée, des caractères de l'expectoration, tous les renseignements accessoires qu'ils peuvent donner, avouons qu'on ne sera pas éloigné d'avoir une certitude complète et d'affirmer la présence des cavernes dans le tissu pulmonaire, quand bien même la percussion, la palpation ou l'inspection du malade offriraient des ressources peu appréciables dans un cas ou dans l'autre; en réalité ces ressources sont minimes.

Quoi qu'il en soit, c'est le moment d'interpréter les résultats fournis par ces moyens accessoires d'investigation, indépendamment de leur application au diagnostic des cavernes, car nous aurions alors très peu de chose à dire, la percussion seule ne paraissant pas suffisamment indiquer la présence des cavernes; la palpation, pour donner des résultats peut-être plus constants, ne paraît pas d'une grande utilité en ce qui regarde le diagnostic des cavités pulmonaires; elle ne donne que des renseignements généraux qui corroborent les données de l'auscultation et affirment un état particulier du poumon.

Si nous nous reportons aux premières pages qui relatent les faits de nos observations, nous constatons que dans trois cas seulement la percussion a donné des résultats et cependant l'investigation a dû être complète pour tous nos cas, puisque l'observation V mentionne même que le son obtenu était égal sous les deux clavicules sans matité manifeste.

Nous avouerons que le fait nous a étonné et nous a donné à penser, alors que nous étudions les phénomènes stéthoscopiques constatés par l'auscultation, dans les mêmes cas où la matité manquait complètement ou du moins n'était pas mentionnée. Nous avons cherché dans les auteurs une explication rationnelle et qui ne fût pas en contradiction avec la théorie que nous avons adoptée; en effet, pour Auenbrugger et pour la plupart des pathologistes, il y a nécessairement diminution d'intensité de la sonorité tympanique lorsque la quantité d'air diminue dans le poumon et c'est notre cas puisque nous admettons la diminution des espaces aériens; on devrait donc toujours trouver de la matité; il n'en est rien et voici peut-être le pourquoi.

L'interprétation donnée par l'auteur étranger, pour être une explication physique très simple, ne serait peut-être vraie que dans les cas d'absence complète d'air dans la partie présentée; elle ne serait pas exactement applicable à la simple diminution de la quantité normale de l'air intra-pulmonaire, dans un certain nombre de conditions signalées par Skoda, qui a montré que cette diminution de la quantité d'air contenu dans le poumon pouvait produire une exagération ou une tonalité normale au lieu d'une diminution de la sonorité thoracique (obs. II). Quelle est donc la cause qui différencie les parties organiques lorsque la diminution de la quantité d'air produit tantôt la diminution, tantôt l'augmentation de l'intensité du son ? Un poumon légèrement comprimé ou simplement revenu sur lui-même fournit un son exagéré ou tympanique, le fait est certain ; il ne l'est pas moins non plus que l'organe fortement refoulé et plus condensé par conséquent, comme dans nos cas, donne à la percussion une sonorité qui peut aller de la sonorité normale à la submatité, lorsqu'il contient beaucoup moins d'air. On doit en inférer que les vibrations plus amples dans le premier cas où les parois des cavités aériennes sont relâchées, sont moins amples dans le second cas, parce que le tissu pulmonaire est trop comprimé pour se prêter à une amplitude suffisante des vibrations.

Dans le cas que nous étudions, il n'est donc pas étonnant que l'on ait trouvé à la percussion tantôt de la submatité sous les clavicules, tantôt la tonalité normale. Il n'y a encore là qu'une question de degré, puisque, dans l'observation V, on a signalé le simple volume exagéré des poumons et la présence dans tout l'organe de tubercules crus un peu plus nombreux vers les sommets qu'aux deux bases : conditions physiques et pathologiques modérées qui n'ont produit qu'un son égal sous les deux clavicules sans matité manifeste.

La submatité obtenue dans les cas relatés par les observations I, II et IV, provenait nécessairement, en outre de la compression due à l'état volumineux du poumon, de la densité exagérée du tissu pulmonaire sous les clavicules par suite de l'agglomération sur ce point d'un nombre considérable de tubercules crus ou en voie de ramollissement, mais elle n'implique pas forcément la présence en cet endroit des cavités accidentelles, elle peut seulement les faire soupçonner en ce sens que le lieu d'élection des cavernes coïncide précisément avec les parties les plus lésées du poumon et celles dont l'évolution est la plus avancée. Ce lieu d'élection est d'ordinaire aux sommets de l'organe qu'affectionnent surtout les tubercules.

Il est vrai de dire que, dans nos cas, on a trouvé des cavernes nombreuses dans les parties qui correspondaient à la submatité observée à la percussion, aux deux sommets dans l'observation I et II, au sommet droit dans l'observation IV, tandis que des cavernes peu nombreuses existaient au sommet gauche dans cette même observation IV où manquait la submatité. Il est certain que la présence des cavités doit influer sur la tonalité du son perçu, nous ne voulons pas parler évidemment des vastes cavernes béantes et superficielles qui donnent du tympanisme, mais des cavernes de médiocre grandeur, ou ce qui revient au même, à demi-effacées, qui selon l'avis de Roger donnent de la submatité, surtout si la cavité est en partie remplie de liquide ; il est aussi bien rare, ajouterons-nous, que le tissu environnant soit resté souple. D'après ces données, on pourrait diagnostiquer une caverne d'une façon à peu près certaine, dans les parties du poumon autres que les sommets, puisque la submatité des parties supérieures de l'organe peut provenir aussi bien de l'état compact du tissu que de la présence d'une ou de plusieurs cavités ; les modifications du son perçues sous les clavicules dans nos cas de phtisie très avancée ne nous permettront pas de conclure uniquement à l'existence des cavernes pulmonaires, mais à la coïncidence probable des lésions tuberculeuses à tous les degrés.

Pour en finir avec les résultats de la percussion, nous tenons à dire quelques mots sur les signes presque pathognomoniques des cavernes, c'est-à-dire le son tympanique, le bruit métallique ou celui de pot fêlé, tout au moins pour expliquer leur absence parmi les rares signes trouvés chez nos malades et principalement pour nous demander s'il n'est pas possible de les déceler par le même procédé que nous avons signalé à propos des signes d'auscultation, nous voulons parler de l'inspiration forcée dont on pourra user également pour débarrasser les bronches des mucosités épaisses qui les obstruaient et faire pénétrer l'air dans des parties du poumon momentanément silencieuses.

Qu'il nous suffise de dire, sans faire l'étude complète de ces tonalités importantes, qu'elles se manifestent sous trois conditions : il faut que la cavité soit grande, qu'elle soit à peu près vide (il peut arriver qu'elle contienne un peu de liquide), puis qu'elle communique librement avec les bronches, enfin qu'elle soit suffisamment aérée. Le phénomène est surtout prononcé lorsque la bouche du malade est largement ouverte pendant la percussion et que son visage est tourné du côté de l'observateur. Lorsque plusieurs de ces conditions manquent, le phénomène fait défaut ou est peu marqué. C'est ce qu'il arrive dans les cas que nous étudions comme des cas types ; la cavité a été vidée d'une partie de l'air qu'elle contenait et la tension de cet air a notablement diminué pour des causes sur lesquelles nous avons déjà longuement insisté au début de notre travail. Et pourtant on a trouvé une complète liberté des bronches aboutissant aux cavernes. Rien ne s'oppose donc à l'entrée de l'air dans les conduits bronchiques et par suite dans les cavités accidentelles ; il ne faut qu'une meilleure aération difficile ou impossible à obtenir dans les limites fonctionnelles plus ou moins étroites où sont renfermés le poumon et le thorax. On pourra cependant essayer de faire pénétrer l'air par les inspirations forcées, ce qui doit être possible dans quelques cas où les conditions physiques qui président au fonctionnement de l'organe sont moins sévères, tel que dans l'observation V, si nous prenons un exemple, où il fut donné à l'auscultation de constater du retentissement exagéré de la voix, indice certain d'une meilleure aération du poumon. C'est dans ces cas intermédiaires que l'on pourra essayer les inspirations forcées, dans la mesure des forces du malade, pour produire les tonalités caractéristiques des cavernes, surtout si la cavité présente des parois suffisamment spacieuses, écartées, assez résistantes et épaisses pour supporter sans s'affaisser les pressions environnantes.

Telle est l'influence de la tension de l'air dans les poumons que la hauteur des sons perçus, en particulier du son tympanique, varie avec cette tension, qu'elle s'élève dans l'inspiration et s'abaisse pendant l'expiration.

Bien plus, pour Wintrich, le même fait se produit, suivant que la bouche est ouverte ou fermée; mais dans ce cas, la bouche forme une boîte de résonance qui renforce surtout les sons qui se rapprochent le plus de sa tonalité propre ; elle est accordée pour des tons différents : ouverte, elle s'accorde avec les sons aigus, fermée, elle s'accorde avec les sons graves.

Sans insister davantage sur ces procédés subtils d'observation peu en usage dans la clinique, contentons-nous de retenir que dans certains cas on pourra percevoir une modification assez sensible pour la noter, dans la tonalité des sons produits par la percussion, en usant du procédé des inspirations forcées; quand cette modification sera perçue, dans les cas semblables aux nôtres, on aura beaucoup de raisons d'affirmer la présence des cavernes.

En constatant combien sont restreints les résultats donnés par la percussion, nous terminerons ce chapitre, pour être complet, par quelques constatations utiles sur la palpation et l'inspection du malade.

Est-ce qu'il y a augmentation ou diminution des vibrations thoraciques dans nos cas quand nous appliquons la main sur le thorax du malade ?

L'exagération d'intensité des vibrations thoraciques, a fait remarquer Monneret, est proportionnelle au degré de condensation du tissu pulmonaire. Une forte hyperémie du poumon, l'infiltration tuberculeuse, certaines tumeurs renforcent les vibrations vocales qu'elles transmettent. Mais, comme l'a fait remarquer Laennec, dès que le poumon n'est plus perméable à l'air, les vibrations thoraciques cessent, ce que Woillez a exprimé d'une façon différente en disant que le phénomène se produit lorsque la béance des vides aériens est incomplète.

La disparition des vibrations vocales, dans les cas qui nous concernent, ne sera d'aucune utilité pour le diagnostic des cavernes, on le conçoit, mais comme nous l'avons dit, cette constatation aura une certaine valeur pour un observateur qui veut avant toute chose se rendre un compte exact de l'état du poumon, surtout si son attention est attirée du côté de l'interprétation presque toute physique des phénomènes.

Mais, pour finir passons à l'inspection des malades : la vue et le toucher donnent assez souvent des renseignements importants ; l'observateur pourra se rappeler en temps utile que les tuberculeux se couchent très souvent du côté sain opposé aux cavernes ; il constatera parfois en examinant le thorax, la déformation si caractéristique à laquelle on a donné le nom de dépression sous-claviculaire. Ce signe presque pathognomonique permet d'affirmer sans autres renseignements fournis par l'auscultation ou la percussion qu'au niveau de l'enfoncement de la paroi costale existe une altération pulmonaire. Cette déformation est le résultat de l'aplatissement du sommet du poumon qui succède lui-même à l'évacuation des masses caséeuses ramollies. Par suite du rapprochement des parois de l'excavation, un espace vide tend à s'établir dans la plèvre à l'endroit même de l'excavation ; l'aplatissement du thorax en ce point est la conséquence de la pression exercée par l'atmosphère sur les parties osseuses et cartilagineuses. Toute excavation n'est pas accompagnée, il est vrai, de l'enfoncement sous-claviculaire, mais toute dépression est le signe à peu près certain d'une excavation, dans les cas où la maladie marche assez lentement pour que la dépression ait le temps de se produire.

Si, à la fonte partielle du tissu pulmonaire dans les sommets, succèdent plus tard de nouvelles poussées de tubercules accompagnées de congestion des bases, d'hépatisation entre les nodules spécifiques, une sorte de tuberculose aiguë en un mot se greffant sur la tuberculose chronique, nous serons en droit d'affirmer, croyons-nous, que, malgré l'évacuation du contenu des cavernes et d'une partie du tissu environnant, malgré la déformation thoracique qui lui a succédé, et peut-être pour une grande part à cause d'elle puisqu'elle comble les vides, et entrave en même temps la liberté des mouvements thoraciques (le fait a été maintes fois constaté pour la respiration costo-supérieure), nous croyons pouvoir affirmer, disons-nous, que les faits sont semblables à ceux que nous observons, nous présentant des phénomènes stéthoscopiques identiques. Dans ces cas surtout, comme dans ceux où l'on aura constaté les signes des cavernes avant leur disparition (obs. VI) on pourra affirmer un diagnostic qui est pour ainsi dire écrit sur le thorax du malade.

Si nous nous résumons, nous devons convenir de la difficulté du diagnostic des cavernes muettes par les signes objectifs seuls ou se suppléant les uns aux autres, malgré un examen des plus minutieux. Cependant, même en l'absence de signes bien évidents des cavités accidentelles, comment ne pas admettre *a priori* la présence des cavernes chez les malheureux phtisiques qu'on examine et qui présentent le spectacle d'une déchéance profonde après une maladie de plusieurs mois au moins, dont on a pu suivre tous les stades ? On aura d'autant plus de raisons d'admettre ces lésions de la période terminale que l'on connaîtra bien les conditions stéthoscopiques qui les dérobent à l'auscultation. Ce sera la clef qui permettra de se mettre en quête des lésions que l'on aura soupçonnées, l'attention ayant été attirée de ce côté ; à part peu d'exceptions on fera le diagnostic des cavernes, d'une façon ou d'une autre ; en tous cas, on aura de grandes présomptions de leur existence et la preuve anatomique donnera trop souvent raison à l'observateur.

Le pronostic semble peu nous intéresser, puisqu'un malade accomplissant sa dernière période de tuberculose pulmonaire chronique est perdu fatalement ; mais, dans les faits qui nous concernent, la constatation des phénomènes stéthoscopiques coïncidant avec l'absence des signes cavitaires semble indiquer une issue irrémédiable, mais d'une promptitude remarquable. Ces mêmes poussées de tubercules crus, accompagnées d'hépatisation, de congestion ou d'œdème qui ont créé en partie les faits que nous avons étudiés, semblent avoir donné le dernier coup de grâce à un organisme misérable rendu par une maladie longue et cachectisante hors d'état de résister. Le délai fatal, recherché dans nos observations, ne dépasse pas dix jours au maximum, il a été de trois jours dans l'observation V, après que l'observateur eut examiné le malade à son entrée à l'hôpital et porté son attention sur les singularités stéthoscopiques qu'il présentait.

CONCLUSIONS

I. Certains tuberculeux pulmonaires chroniques présentent arrivés à un état de cachexie extrême, des cavernes véritablement muettes.

II. Si on est appelé à examiner de tels malades pour la première fois, on a de grandes chances d'interpréter faussement la cause de cette cachexie et de la rapporter à un carcinome viscéral quelconque.

III. A côté des diverses théories données par les auteurs pour expliquer l'absence des signes stéthoscopiques des cavernes muettes, il faut, croyons-nous, pour les cas particuliers qui nous occupent, faire une large part à l'état d'affaiblissement considérable de ces malades qui ne permet qu'une exploration physique à peu près nulle des organes respiratoires.

IV. Peut-être dans certains cas la coexistence d'une part, de la faiblesse considérable du murmure vésiculaire aux sommets des poumons, d'autre part, de la respiration relativement forte aux bases, du même organe permettra-t-elle en l'absence de tout autre signe stéthoscopique, d'expectoration, des anamnestiques, de soupçonner l'existence de vastes cavités.

Lyon. — Imp Pitrat Ainé, A. Rey Successeur, 4, rue Gentil — 11328

www.ingramcontent.com/pod-product-compliance
Lightning Source LLC
LaVergne TN
LVHW020048170826
845678LV00001B/480

* 9 7 8 2 3 2 9 6 8 5 2 5 0 *